HOE TIENERS GEWIG VERLOOR EN OPHOU TE KRY: GEWIG VERLIES VERTROULIK...

Vrolik

4

6

GEWIG VERLIES OORSIG

In die Verenigde State het vetsug meer algemeen geword by mans en vroue van alle ouderdomme en etnisiteite sedert die 1970. Byna 69% van mense, of meer as twee derdes, is oorgewig of vetsugtig. Volgens 'n studie het Amerikaners in 2010 130 minder kalorieë per dag by die werk verbrand as wat hulle in 1960 gedoen het. Rasseverskille is beduidend.

Vetsug is meer algemeen by wit mans.

Spaanse mans is meer geneig om nie klas 1 of klas 2 vetsugtig te wees nie.

Uiterste vetsug is meer algemeen by swart mans.

Die meeste Spaanse vroue is oorgewig.

Swart vroue is meer geneig om vetsugtig en ernstig vetsugtig te wees.

'n Gesonde dieet en toepaslike oefening is nodig vir effektiewe gewigsverlies. Kom ons kyk eers na die basiese beginsels oor vetsug, die gevare daarvan en die belangrikheid daarvan om 'n redelike gewig te bereik en te handhaaf.

'n Toename in liggaamsvetpersentasie staan bekend as vetsug. Die National Institutes of Health (NIH) bied drie metodes om die gesondheidsrisiko's van gewigstoename te assesseer:

Voer 'n liggaamsmassa-indeks (LMI) berekening uit.
Meet jou middellyf.
Verstaan jou mediese geskiedenis.
Vir die meeste mense is daar 'n korrelasie tussen liggaamsgewig en liggaamsvetpersentasie. Dit is egter nie altyd die geval nie. Bodybuilders is byvoorbeeld swaar en het 'n hoë BMI, maar omdat hul liggaamsvetpersentasie laag is, loop hulle nie 'n groter gesondheidsrisiko nie.

Bepaal eers jou BMI, want soos jou BMI toeneem, neem jou gesondheidsrisiko's ook toe.

1. As jou BMI minder as 18,5 is, word jy as ondergewig beskou.

2. 'n LMI tussen 18.5 en 24.9 word as normaal beskou.

3. As jou BMI tussen 25 en 29,9 is, is jy oorgewig.

4. Daar is drie tipes vetsug:

BMI 30 tot 34,9 vir vetsug klas 1

BMI 35 tot 39,9 vir vetsug klas 2

'n LMI groter as 40 definieer graad 3-vetsug.

GESONDHEIDSKOMPLIKASIES VERWANTE AAN VESUG

1. Tipe 1-diabetes

2. Hoë bloeddruk

3. Dislipidemie

4 raak

Die meeste kankers (risiko van longsiekte neem toe met gewig)

6. Obstruktiewe slaapapnee, een van die mees ondergediagnoseerde vetsugverwante siektes.

7. Artritis en Degeneratiewe Skyfsiekte

Galblaas siekte

9. Sooibrand

10. Alkoholverwante vetterige lewersiekte

11. Polisistiese ovariale sindroom en onvrugbaarheid

12. Veneuse ontoereikendheid

gewigsverlies

Probleme wat verband hou met oorgewig kan behandel en selfs vermy word deur gewigsverlies en instandhouding. Om gewig te verloor kan bloeddruk verlaag.

Redes vir onbedoelde gewigstoename

Sekere kosse wat jy eet, soos suikerryke kosse en drankies, kan tot onbedoelde gewigstoename lei. Daar is egter situasies waar gewigstoename kan voorkom as gevolg van 'n onderliggende mediese probleem.

Gewigstoename kan baie irriterend wees, veral as jy nie weet wat dit veroorsaak nie.

Terwyl kos dikwels die hoofoorsaak van gewigstoename is, kan ander faktore, soos stres en gebrek aan slaap, ook 'n rol speel.

Dit is die redes waarom mense onbedoeld gewig optel.

Nie-alkoholiese vetterige lewersiekte

Wanneer vet in lewerselle ophoop, kan dit die lewer beskadig en uiteindelik lei tot littekens ('n toestand wat sirrose van die lewer genoem word), wat tot volledige lewerversaking kan lei. Voordat die skade gedoen word, mag daar geen simptome wees nie. Terwyl dokters nie seker is wat vetterige lewersiekte veroorsaak nie, verhoog oorgewig die risiko van komplikasies. Oorgewig mense is twee tot drie keer meer geneig om hierdie skade te ly. Dit kan egter omgekeer word met vroeë diagnose en behandeling.

kunsmatige gemorskos

Versigtig voorbereide kosse bevat dikwels net verfynde komponente en bymiddels.

Hierdie produkte is goedkoop, hou lank en moeilik om te weerstaan as gevolg van hul ongelooflike smaak.

Voedselvervaardigers wil hul omset verhoog deur hul produkte so smaaklik moontlik te maak.

Eet baie hoogs verwerkte kosse.

Hawermout, bevrore vrugte en jogurt is 'n paar voorbeelde van minimaal verwerkte voedsel.

Maar kosse wat uitgebreide verwerking ondergaan het, soos suikerryke ontbytgraankosse, kitskosse en mikrogolf-maaltye, bevat 'n magdom gevaarlike bestanddele, insluitend bygevoegde suikers, preserveermiddels en slegte vette.

En ander studies het die verbruik van hoogs verwerkte voedsel gekoppel aan gewigstoename.

artrose

Die weefsels wat die kraakbeen aan die punte van bene en gewrigte beskerm, word gestres deur oortollige gewig, wat ongemak en styfheid veroorsaak. Daarbenewens lei meer liggaamsvet tot meer inflammasie. Jou heupe, lae rug en knieë is minder gestres, al verloor jy net 5% van jou liggaamsgewig. (Dit is 'n gewigsverlies van 190 pond in 200.) Oefening is een van die beste dinge wat jy vir artritis kan doen. Vra jou dokter watter tipe en dosis die beste vir jou is.

aktivistiese bemarking

Gemorskosverkopers is nogal opdringerig.

Soms probeer hulle om hoogs skadelike produkte as gesonde produkte te bevorder, wat 'n onetiese praktyk is.

Hierdie maatskappye maak ook vals eise. Nog erger, hulle rig hul bemarking spesifiek op jong mense.

In die moderne samelewing word kinders vetsugtig, diabeties en verslaaf aan gemorskos voordat hulle volwasse genoeg is om hierdie besluite op hul eie te neem.

hoë trigliseriede

Alhoewel jou gene beslis bydra, kan ander faktore, insluitend jou dieet en hoeveelheid oefening, ook 'n rol speel. Ongesonde kosse kan lei tot gewigstoename en hoër vlakke van trigliseriede en "slegte" LDL-cholesterol. Vetsug is 'n groot risikofaktor vir hartsiektes, wat elke jaar na raming 700 000 Amerikaners doodmaak. Oplosbare, veselryke kosse soos avoine, sowel as volgraanaanvullings, bone, aartappelskyfies, vignes, skyfies, eiervrug en okra peuvent vous rassasier, verminder terselfdertyd kalorie-inname en verlaag cholesterolvlakke.

Onvoldoende verbruik van volvoedsel.

As jy geneig is om verwerkte voedsel te eet, is die oorskakeling na 'n gesonder dieet 'n eenvoudige en doeltreffende strategie om gewigsverlies te bevorder en baie ander aspekte van jou gesondheid te verbeter.

Trouens, die eet van heel, minder verwerkte voedsel is die sleutel tot gewigsverlies.

jy voel gestres

'n Algemene probleem wat gewig kan beïnvloed, is chroniese stres (32).

Verhoogde honger en drange na hoë-kalorie kosse is gekoppel aan kortikale streshormoon, wat kan bydra tot vetsug (betroubare bron).

Hoe kan ouers hul kind se gewigsverlies ondersteun?

"Om klein konstruktiewe aanpassings oor tyd te maak, soos om porsiegroottes te verminder, gesinsuitstappies te neem en minder gereeld uit te eet, is byvoorbeeld die beste maniere om 'n gesonde gewig oor die lang termyn te handhaaf," sê Steven Middleman, MD, PhD , direkteur van die CHLA Diabetes Program.

Hoe kan ek tuis in vorm kom om my kind te help?

Beperk die verbruik van kitskos en verwerkte voedsel.

Hulle bevat gewoonlik meer kalorieë en vet. Vul eerder jou kind se tafel met vrugte en groente en skakel oor na volgraanweergawes van witbrood, graan en pasta. As gevolg van die vesels daarin, kan jou baba langer versadig voel.

Hoe kan ek my kinders aanmoedig om meer te oefen?

jou help om gewig te verloor

Gesondheid moet voor maatstaf kom. As jy oor jou gewigstoename wil praat, wag totdat jy terugkom van 'n doktersafspraak, sê dr.

- Maak dit 'n gesamentlike poging.

- Kom ons gaan saam inkopies doen.

- Berei jou aandete voor.

- Verhoog jou vlak van verantwoordelikheid.

- Maak dit 'n roetine.

- Of vergesel hulle na die gimnasium.

- Neem 'n dansklas.

Baie gewilde diëte, gewigsverliesprogramme of direkte swendelary beweer dat dit gewigsverlies vinnig en maklik maak. Die hoeksteen van 'n suksesvolle gewigsverliesprogram bly egter 'n gebalanseerde, lae-kalorie dieet gekombineer met verhoogde oefening. Om op lang termyn suksesvol gewig te verloor, moet jy voortdurend jou eet- en leefstylgewoontes verander.

Hoe maak jy sulke drastiese veranderinge?

eet stadig

"Ek wys my kliënte hoe om hul maaltye te kies, smul aan elke hap voor hulle eet, en hoe om stadig te kou. Ek vra hulle om goed te kou voor hulle sluk en dan weer begin. Dit neem tyd om te verstaan wanneer ons vol is. Om stadiger te eet, verhoog die gevoel van versadiging en bevorder die genot van maaltye.

Let op die eerste 5-10%

In plaas daarvan om vir jouself te sê: "Ek moet 100 pond verloor" en oorweldig word met die strewe na 'n oënskynlik onmoontlike doelwit, dink aan die gesondheidsvoordele van beskeie gewigsverlies .

Bennett stel voor om jou doelwitte meer haalbaar te maak. Om net 5-10% van jou liggaamsgewig (TBW) te verloor, kan jou gesondheid dramaties verbeter en jou risiko van toestande soos tipe 2-diabetes, beroerte, kardiovaskulêre siektes en baie kankers verminder.

Wees tevrede met jou etes

"Ons word gereeld vertel wat om te eet en as ons nie van die voorgestelde kos hou nie, is dit onwaarskynlik dat ons blywende gesonde gewoontes sal ontwikkel. Probeer dit saam met vars vrugte. Leer om nuwe smaaklike en gevarieerde geregte te kook. . Voeg kruie en speserye by om die smaak te verbeter. Of, as jy verkies, ontdek die diepte van rou en gestoomde groente en die soetheid van vrugte. Daar is geen rede waarom jy nie jou verhouding met kos moet waardeer nie.

Maak aërobiese aktiwiteite deel van jou daaglikse roetine

As jy vinnig vet wil verbrand, kan jy nie aërobiese oefening vermy nie. Studies dui daarop dat dit die doeltreffendste vorm van oefening is om maagvet te verminder. Om baie kalorieë te verbrand verbeter jou algemene gesondheid. Begin dan met intensiewe oefeninge soos hardloop, swem of aerobics-klasse. Hou egter in gedagte dat frekwensie en duur van kritieke belang is vir sukses.

meer plante verbruik

Volgens navorsing is 'n plantgebaseerde dieet makliker om te onderhou as 'n lae-kalorie dieet, wat ook daarop dui dat dit gewigsverlies bevorder [5]. Boonop is dit ryk aan voedingstowwe en bied dit baie gesondheidsvoordele.

verhoog jou proteïen

Toenemende proteïen-inname kan hongerpyne verminder en help om spierverlies te voorkom.

"Om 25 tot 30 gram proteïen (twee eetlepels bees- of hoenderpoeier, 4 onse hoenderborsie) per maaltyd te eet, kan jou eetlus stimuleer en jou help om liggaamsgewig te reguleer," sê dr. Albertson. Die ideale strategie is om te verseker dat elke maaltyd 'n porsie goeie proteïen bevat.

meer water verbruik

Volgens navorsing word hoër waterinname geassosieer met gewigsverlies ongeag dieet of aktiwiteit [7]. Om baie water te drink help om suikerdrange te verminder en verhoog gevoelens van volheid. Water is ook nodig vir die verbranding van liggaamsvet vir energie, wat biolise genoem word.

Vergeet die limonade.

Greaves beveel aan om koeldrank uit te sny as 'n ander manier om 'n plat maag te kry. Beklemtoon dat koeldrank, veral dieetkoeldrank, sout bevat, wat 'n hoofoorsaak van opgeblasenheid is . Kies vir onversoete ystee of koffie in plaas van dieetkoeldrank.

Probeer 'n eendag-afskrikmiddel.

Alhoewel vas en sap nie die geheim van langtermyn gewigsverlies is nie, sweer bekendes soos Gwyneth Patrol en Bayonne deur gewig te verloor en hul liggame te herlaai. Eet net rou produkte vir 'n dag om 'n weergawe te kry wat jy kan hou. Selfs as jy in die algemeen minder kalorieë verbruik, sal jy steeds versadigder voel as wanneer jy alleen sap gedrink het.

Soek maaltye om jou batterye te herlaai.

Gaan na die gimnasium? Om kosse te kies wat kalorieverbranding tydens oefening en deur die dag verhoog, kan help om jou energievlakke hoog te hou. Greaves beveel aan om volgraan en ander gesonde krappe te kies, sowel as 'n verskeidenheid vrugte en groente. Dit is die daaglikse brandstof wat mettertyd vrygestel word. Jy gebruik nie ongesonde kos om deur die dag te kom nie.

Vind gereelde fisiese aktiwiteit om te doen.

Die beste manier om permanent gewig te verloor, is om blywende veranderinge aan te bring. Begin nederiger as wat jy dink. Mense probeer dikwels te hard wanneer hulle ywerig is. Dit is egter maklik om op hierdie stadium verbrand te word.

Gaan asseblief.

Volgens Tatyana Johnston, Direkteur van Fisiese Aktiwiteit by CPT en OMORPHO, "Stap gereeld is 'n lewensvatbare en praktiese manier om meer kalorieë te verbrand en jou gewigsverliesdoelwitte te bereik." Dit is ook 'n lae-impak, lae aanvraag oefening, wat dit meer waarskynlik maak dat iemand jou sal jaag.

Bly volhardend ten spyte van terugslae.

Om 'n terugslag in jou gewigsverliespogings te hê (soos om byvoorbeeld 'n paar dae by die gimnasium te mis) kan demoraliserend, oorweldigend wees en jou van die spoor af gooi.

Stel jou 'n "leefstylbeweging" voor.

Die doel is om 'n holistiese siening van jou gewenste leefstyl te kry en oefening daarby in te sluit. Sommige mense stel min belang daarin om by die gimnasium te oefen of 'n fiksheidsklas te neem. Alles in orde. Volgens Blasé blyk perdry, ski, branderplankry, swem of stap meer volhoubare oefeninge te wees.

Dit is belangrik om maniere te vind om meer oefening te kry gedurende die dag, of dit nou elke dag by die werk trappe klim, twee keer tydens jou middagete om die blok stap, of opstote in die oggend doen.

TREIN

As jy nie reeds oefen nie, kan die begin van 'n oefenprogram jou help om elke dag meer kalorieë te verbrand, wat jou sal help om gewig te verloor. As jy tans oefen, kan jy die duur of frekwensie van jou opleiding verander (solank jy ten minste een rusdag per week handhaaf). Hier is die riglyne vir fisieke aktiwiteit vir volwassenes (USDHHS 2021):

GEBRUIK BEWUSTE EETPRAKTYKE

Om jou brein kans te gee om al die leidrade te herken terwyl jy eet, skakel alle afleidings (soos TV-programme of sosiale media) af, eet stadig, kou elke happie goed en sit jou vurk tussen happe neer.

Beperk jou inname van verwerkte koolhidrate en suiker.

Verpakte maaltye wat nie al die nodige bestanddele bevat nie, bevat dikwels oortollige kaloriëe, verwerkte koolhidrate en bygevoegde suikers. Om by volvoedsel te hou, kan jou help om gewig te verloor terwyl jy minder kaloriëe en meer voedingstowwe in die algemeen inneem.

Evalueer jou slaap

Volwassenes moet 7 tot 9 uur per nag slaap. Gebrek aan energie, verhoogde drange na sout of soet kosse, verhoogde honger en verminderde motivering om te oefen kan alles gevolge van slaaptekort wees. Slaap meer om jou kanse om gewig te verloor te verhoog!

Bedien en eet meer groente.

As jy vanaand drie groente in plaas van een bedien, sal jy onbewustelik meer eet. Mense word deur meer kosopsies versoek om meer te eet, en om meer vrugte en groente te eet is 'n goeie manier om gewig te verloor.

Gewigsverlies wanneer sop bedien word

Jy sal oor die algemeen minder kalorieë verbruik as jy sous-gebaseerde sop by jou daaglikse dieet insluit. Dink aan Chinese wontons, tortillasop of minestrone.

Sop is veral goed aan die begin van 'n maaltyd aangesien dit die opname van voedsel vertraag en eetlus verminder. Voeg vars of bevrore groente by en kook met lae-natriumaftreksel of ingemaakte sop nadat jy begin het.

Gewigsverlies wanneer sop bedien word

Jy sal oor die algemeen minder kalorieë verbruik as jy sous-gebaseerde sop by jou daaglikse dieet insluit. Dink aan Chinese wontons, tortillasop of minestrone. Sop is veral goed aan die begin van 'n maaltyd aangesien dit die opname van voedsel vertraag en eetlus verminder. Voeg vars of bevrore groente by en kook met lae-natriumaftreksel of ingemaakte sop nadat jy begin het.

Kyk na jou mooi klere

Hang 'n mooi jeans, 'n romp of 'n gunsteling vintage rok op waar jy dit elke dag sal sien. Dit help jou om gefokus te bly. Kies 'n item wat 'n bietjie styf is om daardie prys betyds te kry. So, vir jou volgende beskeie en haalbare doelwit, laat vaar jou partytjierok van verlede jaar.

vinnige gewigsverlies dieet

Baie lae-kalorie-diëte, baie lae energie, lae-kalorie-diëte en LCD-skerms; vinnige gewigsverlies vir gewigsvermindering; vinnige gewigsverlies by oorgewig; vinnige gewigsverlies en vetsug; vinnige gewigsverlies deur dieet; vinnige gewigsverlies deur intermitterende vas; Verloor vinnig gewig deur in 'n beperkte tyd te eet.

VLCD (baie lae-kalorie dieet)

Met 'n VLCD kan jy 1,5 tot 2 kg per week verloor, wat jou toelaat om net 800 kalorieë per dag te eet. Maaltydvervangers soos formule, sop, shakes en bars word dikwels in die plek van gereelde maaltye in VLCD's gebruik. Dit beteken jy kry elke dag al die voedingstowwe wat jy nodig het.

VLCD word slegs aanbeveel vir vetsugtige mense wat om mediese redes gewig moet verloor. Hierdie diëte word dikwels voor bariatriese chirurgie gebruik. Gebruik slegs 'n VLCD wat deur jou verskaffer ondersteun word. Die meeste mediese kundiges beveel nie aan om VLCD vir meer as 12 weke te gebruik nie.

Lae-kalorie dieet (LCD)

Hierdie diëte verskaf gewoonlik 1 000 tot 1 200 kalorieë per dag vir vroue en 1 200 tot 1 600 kalorieë per dag vir mans. Die meeste mense wat vinnig gewig wil verloor, moet LCD in plaas van VLCD kies. Maar 'n verskaffer moet altyd vir jou sorg. Jy sal nie so vinnig gewig verloor met 'n LCD nie, maar 'n VLCD kan jou help om dieselfde gewig te verloor.

'n LCD kan konvensionele maaltye en maaltydvervangers verteer. Om daardie rede is dit makliker om te volg as 'n VLCD.

Beperkte verbruik in tyd

Hierdie dieetplan word al hoe meer gewild. Dit word soms met vas vergelyk, maar die twee metodes verskil effens. Jou daaglikse eetvenster is beperk wanneer jy tydeet eet. Die 16:8-aspekverhouding is 'n algemene taktiek. Jy moet hierdie dieet volg en alle maaltye binne 'n tydperk van 8 uur eet, byvoorbeeld van 10:00 tot 18:00. Jy kan niks anders gedurende hierdie tydperk verbruik nie. Studies het getoon dat hierdie strategie tot vinnige gewigsverlies kan lei, hoewel dit tans onduidelik is of die gewigsverlies permanent is.

Alternatiewe vas gedurende die dag

'n Tradisionele metode om kalorieë te sny is vas. Dit het onlangs gewild geword. Dit is deels te danke aan navorsing in mense en diere wat die voordele van vas vir mense met diabetes en vetsug toon. Daar is verskillende vasplanne en dit is nie duidelik watter een die doeltreffendste is nie. Die 5:2-model is een van die algemeenste. Dit vereis twee dae van vas, of VLCD, per week en vyf dae van normale eet. 'n Vasdieet kan jou help om vinnig gewig te verloor.

neigingsdiëte

Om vinnig gewig te verloor, beperk sommige diëte ook kalorieë ernstig. Hierdie diëte kan soms gevaarlik wees. Hierdie gewilde diëte hou dikwels nie lank genoeg om langtermyn gewigsverlies te veroorsaak nie. As jy terugkeer na jou ou eetgewoontes nadat jy die dieet gestaak het, loop jy die risiko om weer gewig op te tel. Die veiligste dieet vir die meeste mense is een wat behels dat jy 225 gram tot 500 gram of 1/2 tot 1 pond weekliks verloor.

doel van die oefening

Kaloriebeperking is belangriker as oefening om vinnig gewig te verloor. Hoe om op hierdie dieet te oefen, moet met jou dokter bespreek word. Jou dokter kan aanbeveel dat jy nie 'n oefenprogram begin voordat jy al 'n geruime tyd dieet het nie.

40